DE LA

TUBERCULISATION AIGUË

Observations et Remarques relatives à la variété de ses formes,
à sa fréquence, aux difficultés du diagnostic ;

PAR

M. COLIN,

Médecin-major de 2ᵉ classe, Professeur agrégé au Val-de-Grâce.

PARIS

LIBRAIRIE DE LA MÉDECINE, DE LA CHIRURGIE ET DE LA PHARMACIE MILITAIRES

VICTOR ROZIER, ÉDITEUR,

Rue Childebert, 44,

Près la place Saint-Germain-des-Prés.

———

1861

DE LA

TUBERCULISATION AIGUE

OBSERVATIONS ET REMARQUES

RELATIVES A LA VARIÉTÉ DE SES FORMES, A SA FRÉQUENCE,
AUX DIFFICULTÉS DU DIAGNOSTIC ;

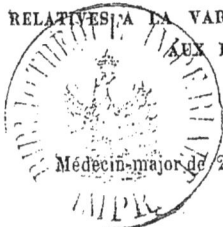

Par M. COLIN ;

Médecin-major de 2ᵉ classe, Professeur agrégé au Val-de-Grâce.

On sait quelle large place occupe la tuberculisation dans
le cadre des affections chroniques du soldat; à Paris, elle
constitue presque exclusivement le fond parfois monotone
du tableau pathologique offert par nos salles de fiévreux, où
les maladies aiguës viennent en revanche introduire tant
de variétés, soit par la diversité nosologique des espèces,
soit par les allures spéciales de chacune de leurs explosions
épidémiques ou saisonnières. Or, pendant 2 mois (novembre
et décembre 1860), dans un service assez nombreux, avec
une moyenne de 90 malades, multipliée, pour ainsi dire,
par la grande fréquence des entrées et des sorties, les affections aiguës ordinaires m'ont presque fait défaut, et cependant, durant cette même période et dans ce même service,
se déroulait sous mes yeux une série peu nombreuse, il est
vrai, de types morbides d'une intensité fébrile remarquable,
d'une gravité sans pareille, d'une évolution assez rapide
pour les faire classer de droit parmi les affections aiguës
dont ils offraient les conditions symptomatiques, et sem-
blaient s'approprier la part de mortalité. Dans chaque cas,
et il y en a eu cinq, la terminaison funeste m'a permis de
vérifier ou de contrôler le diagnostic par l'autopsie, et de
les rapporter tous à la tuberculisation aiguë. Ce n'est donc
pas la maladie qui est nouvelle, c'est sa fréquence en si

peu de temps, véritable compensation à l'absence du cortége habituel des autres affections aiguës qu'elle semblait remplacer aussi uniformément que la forme classique de la tuberculisation paraît suppléer dans nos salles aux autres affections chroniques.

J'en donne les observations, parce que chaque cas a présenté des particularités bien marquées, soit dans son évolution, soit dans sa forme anatomique, considérée au double point de vue du produit hétérogène et du tissu envahi, considérations qui suffisent d'abord à affranchir chacun de ces cas de toute influence pathogénique commune (au point de vue de l'étiologie), et en outre permettent de mieux apprécier peut-être les rapports entre les formes de la réaction générale, d'une part, et, d'autre part, le siége et le mode de la manifestation locale d'une diathèse identique. Ces quelques faits prouveront une fois de plus combien est variée l'évolution de la tuberculisation aiguë, comparativement à la régularité de développement et aux limites de l'envahissement dans l'organisme de la tuberculisation chronique.

Iᵗᵉ Observation (recueillie par M. Chauvin, médecin stagiaire). — Tuberculisation aiguë, primitive dans les ganglions bronchiques et mésentériques, secondaire dans le parenchyme pulmonaire.

.Busca, fusilier au 45ᵉ de ligne, âgé de 22 ans, d'un tempérament lymphatique, entré le 8 novembre, salle 26, n° 7. Ce militaire, d'une bonne santé habituelle, est enrhumé depuis huit jours seulement; quelques râles sibilants disséminés dans tout le thorax; expectoration nulle; ni fièvre, ni anorexie; état des forces excellent. Cette légère bronchite cède au repos, à un régime lacté, aux opiacés à faible dose; la guérison paraissait complète le 1ᵉʳ décembre; le malade recevait les trois quarts d'aliments, et restait levé toute la journée. Le 10 décembre, un peu d'anorexie; langue pâle, sans enduit; pouls calme, peau fraîche (régime maigre). Le 12, il y a eu quelques rêvasseries nocturnes; ni épistaxis, ni symptôme abdominal de fièvre typhoïde; absence totale de réaction fébrile (diète, eau de Sedlitz). Les jours suivants, la température de la peau s'élève considérablement; le thermomètre marque 39°,5 sous l'aisselle; le pouls est à 90° assez large, sans redoublement; mais l'état des forces permet encore au malade de se lever une heure ou deux chaque jour Au milieu de cet appareil indéterminé, se développe, du 10 au 15 décembre, une éruption sudorale, confluente sur l'abdomen, ce qui confirme dans l'hypothèse d'un état

typhoïde léger ; du reste, ni diarrhée, ni météorisme, ni taches lenti-
culaires. Le 16 décembre seulement, cette date est importante, apparaissent des râles sonores dans tout le thorax, comme à l'époque de la
première bronchite ; la toux est également revenue. Le 20 décembre,
surdité légère, appétit prononcé, langue rosée, pouls à 80°, le thermomètre donne encore 39°,5 sous l'aisselle ; bronchite persistante ; quelques râles muqueux en arrière à la base ; expectoration muqueuse, facile
(quart d'aliments, vin de quinquina, kermès à 0,3). Du 20 au 30 décembre, continuation du bien-être général ; le malade tousse encore,
mais a repris ses forces, son appétit et son sommeil; la toux seule
persiste au même degré ; la température est descendue à 38°. Le
2 janvier, dyspnée survenue pendant la nuit, toux fréquente, par
quintes ; râles muqueux dans toute la partie postérieure de la poitrine ;
pouls à 96, étroit, peu résistant, chaleur plus grande à la peau, appétit conservé. Le 4 janvier, les râles muqueux ont gagné la partie antérieure du thorax, pouls à 100, respiration à 24 ; 40° sous l'aisselle. Persistance de l'appétit. Le 6 janvier, pouls étroit, dépressible, à 110, dyspnée plus marquée, 32 inspirations par minute. Le 8, le malade a
éprouvé une vive douleur à la région précordiale ; sensation d'anxiété
extrême en ce point, pouls petit, intermittent, inégal, bruit de frotte-
ment, doux, superficiel, borné au premier temps et à la base du cœur.
(Vésicatoire sur la région précordiale, digitale.) Le 10, mêmes signes
sthétoscopiques, pouls à peine sensible, refroidissement des extrémités,
cyanose légère sous-unguéale. Le 12, impossibilité d'ausculter le
cœur, en raison du bruit causé par les râles vibrants et bullaires qui
remplissent le thorax, la cyanose a augmenté. Le 14, mort à une heure
après-midi.

Autopsie le 15 janvier, 24 heures après la mort.—Cœur et péricarde.—
Toute la face antérieure du cœur, la pointe, la face postérieure du ventricule gauche sont soudées au péricarde pariétal par des fausses membranes grisâtres, encore molles et faciles à déchirer à la base, plus
tenaces et résistantes à la pointe; les adhérences manquent à la base
en arrière, au niveau des oreillettes et du cul-de-sac supérieur du péricarde qui renferme en ce point environ 150 grammes de sérosité
trouble, floconneuse. Pas de tubercule sous-séreux, cœur assez volu-
mineux, ventricule droit distendu par des caillots noirs diffluents.—
Poumons et plèvres. Adhérences du sommet gauche seulement ; les deux
poumons sont criblés dans leur totalité de tubercules miliaires, jaunâtres, identiques dans leur développement et leur consistance, soit au
sommet, soit à la base; nombreuses granulations jaunâtres du même
volume sous les plèvres viscérales. — *Ganglions bronchiques.* Infiltrés
de matière tuberculeuse. Quelques-unes ont atteint le volume d'un
marron; dans un seul, et au centre, cette matière semble un peu ramollie. —*Abdomen.* Ni liquide, ni exsudations fibrineuses dans le péritoine; l'estomac est soulevé par une tumeur dure, bosselée, du volume d'une tête d'enfant, légèrement aplatie sur la colonne vertébrale,
convexe en avant. Cette tumeur marronnée se compose de ganglions

mésentériques tuberculeux, d'un volume à peu près uniforme, gros comme des œufs de pigeons, sans traces de ramollissement. Quelques granulations jaunâtres sur la face convexe du foie, rien dans son parenchyme, rate doublée de volume, friable; rien de remarquable dans les reins et la vessie. La muqueuse intestinale est parfaitement saine.

Réflexions. — Dans quel ordre s'est accomplie chez le malade l'évolution de ces manifestations multiples de la diathèse tuberculeuse. Tout me porte à croire que la bronchite existant à l'entrée du malade tenait à la tuberculisation commençante des ganglions thoraciques, que l'appareil typhoïde si singulier, que nous retrouverons plus prononcé dans deux autres observations, et qui peut si facilement induire en erreur, a correspondu au développement ultérieur de cette première phase de l'affection et à l'atteinte des ganglions abdominaux (ceux-ci plus récents n'offraient pas encore de ramollissement); enfin, que la seconde bronchite, survenue au milieu de ce même appareil, et coïncidant avec une exagération si marquée de la température, a signalé l'invasion des poumons par la tuberculisation miliaire qui eût entraîné promptement la mort, si la terminaison funeste n'eût été encore hâtée par la péricardite, résultant, sans doute, autant de l'imminence morbide tuberculeuse vers le péricarde, que de l'obstacle physique au cours du sang subitement créé par l'invasion de tout le parenchyme pulmonaire. Notons, comme fait remarquable, l'absence de tout œdème des membres inférieurs malgré : 1° la compression de la veine cave inférieure par la tumeur abdominale ; 2° et, dans les derniers jours, l'existence de la péricardite.

IIe OBSERVATION. — Tuberculisation aiguë pulmonaire et sous-arachnoïdienne; début par les poumons.

Mura, fusilier au 74e de ligne, âgé de 22 ans, d'un tempérament lymphatico-sanguin, entré le 1er décembre salle 26, n° 48. Ce malade tousse depuis un mois, se plaint chaque soir de frissons, puis d'une vive chaleur à la peau ; l'expectoration est presque nulle, la poitrine bien conformée, la sonorité normale, la respiration un peu rude au sommet gauche dans la fosse sus-épineuse. L'affaissement moral est extrême, hors de toute proportion avec l'état des forces, qui semble parfaitement intègre. Appétit médiocre, ni diarrhée, ni vomissements, ni céphalalgie. Sous l'influence du repos, de quelques opiacés, de la promesse d'un congé de convalescence, le malade semble reprendre quelque énergie et ne se plaint plus que de la persistance des retours fébriles au commencement de chaque nuit. Dans les premiers jours de janvier, je suis frappé de la lenteur des réponses, de la légère stupeur de la physionomie ; le ventre est toujours souple, sans diarrhée ni éruption d'aucune sorte, le pouls lent, régulier, à 60 pulsations, la peau extrêmement chaude (40° sous l'aisselle), les pommettes colorées: la moindre pression détermine une rougeur assez durable (tache méningitique). Le malade est tout à fait retombé dans son état d'affaiblissement, et ne se lève plus à partir du 8 janvier. Le 10 janvier, somnolence, expression d'anxiété sans dyspnée ; comme la circulation, la respiration est calme ; en auscultant avec attention, je perçois dans la fosse sus-épineuse gauche quelques craquements très-rares n'apparaissant que dans les très-grandes respirations, nuls dans les mouvements d'expansion modérée. La langue est rose, large et humide. Le 15 janvier, somnolence profonde, pupilles dilatées, anorexie, céphalalgie légère, pouls toujours à 60°, température à 40°5. Le 18, quelques cris pendant la nuit, coma complet à la visite, respiration calme, libre de tout bruit anormal (vésicatoire à la nuque, lavement purgatif). Le 20, léger opisthotonos, trismus, cris fréquents, selle involontaire (vésicatoires aux cuisses). Le 22, même état, pouls à 64, peau toujours très-chaude, quelques râles muqueux en avant. Le 23, râle trachéal ; quelques cris très-aigus pendant la nuit. Mort à 2 heures du soir.

Autopsie le 25 février, 40 heures après la mort. — *Crâne.* Les corpuscules de Pacchioni s'étendent tout le long du sinus longitudinal supérieur, fixant la dure-mère aux hémisphères cérébraux dans une longueur de 8 centimètres de chaque côté. 200 grammes environ de sérosité trouble et floconneuse dans la grande cavité de l'arachnoïde. Une couche d'exsudation fibrineuse, grisâtre et opaline recouvre toutes les parties centrales de la base du centre nerveux, depuis le chiasma jusqu'à l'extrémité inférieur du bulbe ; de cette couche centrale, épaisse de $0^m,006$, émergent, le long des veines et en toute direction, des traînées opalines moins épaisses mais plus consistantes, au milieu desquelles apparaissent une multitude de granulations blanchâtres, visibles surtout dans la scissure de Sylvius et autour des veines satellites de l'artère basilaire. Très-peu de sérosité dans les ventricules, nulle altération de consistance ni de coloration de la pulpe nerveuse des divers centres. — *Thorax.* Adhérences celluleuses générales du poumon droit ; aux deux sommets, granulations jaunâtres très-disséminées, de la grosseur d'une tête d'épingle ; lobes inférieurs parfaitement sains. Ces granulations des sommets sont dures ; le parenchyme qui les environne est parfaitement crépitant, laissant écouler quelques spumosités à la pression. Rien à noter dans le péricarde. Cœur d'un volume normal, renfermant quelques caillots noirs diffluents dans les deux ventricules. — *Abdomen.* Séreuse péritonéale lisse sans granulations sous-jacentes ; le foie, la rate, l'intestin, les reins n'offrent rien de particulier.

Réflexions. — Chez ce malade, la manifestation tuberculeuse vers les poumons a précédé de bien peu l'invasion des
méninges ; c'est en ce dernier point que le processus morbide semble s'être accompli avec la plus grande violence ;
comme nous l'avons remarqué à l'autopsie, la granulation
tuberculeuse était perdue, pour ainsi dire, au milieu d'une
masse d'exsudation plastique, qui, certes, a joué à l'égard
des phénomènes morbides le rôle étiologique le plus important. De là, rapidité d'une affection qui dure habituellement
plus longtemps chez l'adulte, et dont le terme n'est presque
jamais abrégé, comme dans la plupart des affections hétéro-
morphes, que par la réaction inflammatoire du tissu qui en
est le siége. C'est ainsi que s'accomplit souvent chez l'enfant
l'évolution de la méningite granuleuse, identique alors dans
sa symptomatologie avec la méningite simple, au point que
de grands cliniciens, entre autres M. Trousseau, déclinent
la possibilité d'un diagnostic. Comme nouvelle preuve de
cette identité, je perdais presque en même temps un autre
malade de méningite aiguë de la base, malade dont je
donne ci-après l'observation pour témoigner de la ressem-
blance des symptômes de son affection avec ceux de la
précédente, bien que chez lui l'autopsie ait révélé non-
seulement l'absence de tubercules, mais presque des caractères négatifs de diathèse tuberculeuse.

OBSERVATION recueillie par M. BEAUMETZ, médecin stagiaire. — Fièvre typhoïde
latente; au déclin, méningite aiguë.

Perché, fusilier au 82e de ligne, âgé de 30 ans, d'une constitution
forte, est en conge de réserve à Paris où, depuis 6 mois, il exerce le
métier de maçon. Entré au Val-de-Grâce, le 16 janvier, salle 26, n° 1.
A la visite du 17, il accuse une céphalalgie frontale continue depuis
12 jours, époque à laquelle il a dû s'aliter ; il a eu une épistaxis ; il n'a
éprouvé ni diarrhée, ni bronchite, ni frissons, ni rêvasseries ; on ne
trouve ni éruption, ni météorisme, ni adynamie ; le pouls est régulier
à 60 pulsations, la peau sèche, un peu chaude, décubitus sur le côté
gauche, le malade voulant éviter la lumière d'une fenêtre voisine.
Malgré tant de symptômes négatifs, la coloration brunâtre de la langue,
a soif, la céphalalgie, l'insomnie, une dilatation assez marquée des
pupilles, semblent révéler un léger état typhoïde (une bouteille d'eau
de Sedlitz). Le 18, somnolence plus marquée ; carpologie, pupilles
dilatées, peu d'adynamie, le malade s'assied facilement dans son lit :

pouls toujours lent et régulier, peau chaude. Ni diarrhée, ni bronchite. Le 19, coma, trismus, léger opistothonos ; pouls plein, régulier, à 50 pulsations seulement (20 sangsues aux apophyses mastoïdes, lavement purgatif, sinapisme aux extrémités). Le 20, contracture plus prononcée des muscles de la nuque. Le coma a persisté sans aucun intervalle ni de rémission, ni de délire. Respiration calme, pouls à 60 pulsations (vésicatoires aux cuisses). Mort le même jour à 11 heures du matin. Pendant les deux derniers jours, les urines examinées plusieurs fois n'ont pas donné la moindre trace d'albumine.

Autopsie 36 heures après la mort. — *Abdomen. Intestin grêle.* A la partie supérieure de l'ileum, apparaissent trois plaques agminées qui présentent, à un degré exagéré, la forme de lésions qu'on a comparées à l'aspect d'une barbe récemment faite, c'est-à-dire que le pointillé est très-gros, d'une coloration grise ardoisée ; du reste, ces plaques ont leur épaisseur et leur transparence normales ; immédiatement au-dessous, s'en trouvent deux autres où la muqueuse, en outre du même pointillé, présente une coloration rosée générale avec épaississement et ramollissement ; nulle autre lésion, du reste, dans l'intestin grêle, où ressortent cependant d'une manière plus évidente qu'à l'état normal les follicules isolés, comme s'il existait un premier degré ou un vestige de psorenterie.—*Gros intestin.* Légèrement météorisé, parsemé dans toute sa longueur d'un pointillé ecchymotique correspondant aux follicules isolés ; ce pointillé, également exagéré comme le précédent, dont il ne diffère que par sa dissémination, ressort parfaitement sur le fond pâle de la muqueuse intestinale. — *Rate.* Triplée de volume, très-consistante sans boue splénique ; à son sommet, calotte de fausses membranes opalines sans adhérences. — *Foie.* Coloration brune uniforme, hypérémie comme dans les maladies asphyxiques, sans augmentation de volume. Adhérence celluleuse du lobe gauche au diaphragme. Ganglions mésentériques normaux non ramollis. Reins hypérémiés. Les deux substances paraissent confondues dans la même coloration. — *Poitrine. Poumons.* Crépitant dans toute leur étendue, pas un seul tubercule, coloration violacée des bords postérieurs, mais, en ces points mêmes, la pression fait sortir un liquide aéré. Adhérences générales du poumon droit par des brides fibro-celluleuses anciennes.—*Cœur.* Volume et coloration normaux ; ventricule gauche contracté sur lui-même (fausse hypertrophie concentrique); rien à noter dans le péricarde. — *Crâne.* Les réseaux veineux des circonvolutions sont fortement injectés, ce qui donne lieu en quelques points, à des plaques d'apparence ecchymotique ; à la base, du côté droit, exsudat fibrineux, blanc jaunâtre, sous-arachnoïdien, le long de la scissure de Sylvius, dont il soude intimement les bords ; cette exsudation se bifurque en traînées juxta-vasculaires jusqu'au milieu de la hauteur de l'hémisphère droit à sa face externe ; avec la pince, on en enlève facilement les linéaments, ce qui permet de constater l'absence et de granulations tuberculeuses et de liquide purulent. Du côté gauche, dans les points symétriques, il n'y a qu'une vive injection du réseau terminal des veines sous-arachnoïdiennes. Du reste, consistance et coloration de la pulpe normales, pas d'épanchement ventriculaire ; une cuillerée à peine de sérosité limpide dans les fosses occipitales. Le cervelet, la protubérance, le bulbe, sont exempts de toute altération.

Réflexions. — Voilà un de ces cas de fièvre typhoïde bénigne et latente à leur période de début, se révélant à leur déclin par l'explosion d'une grave complication. A son entrée, ce sujet était certainement atteint depuis plus de douze jours, et la nécessité de pourvoir à son existence par le travail l'avait empêché de s'aliter plus tôt. L'intestin grêle n'était plus malade qu'à sa partie supérieure, suivant le mode assigné par M. Louis à l'évolution des altérations des plaques ; ces altérations consistaient ici en pointillé, indice de leur résolution pour beaucoup d'observateurs ; la rate encore volumineuse ne présentait plus de ramollissement : enfin les ganglions mésentériques, comme le fait a lieu au 30°, parfois au 25° jour, étaient revenus à l'état normal. La lésion sous-arachnoïdienne, qui a enlevé si rapidement le malade, me semble résulter du concours de deux conditions pathogéniques : la première est la susceptibilité des séreuses, révélée chez ce sujet par les anciennes adhérences du foie, du poumon droit, les fausses membranes de la rate ; la seconde, la congestion arachnoïdienne, propre à la pyrexie actuelle, n'a fait que mettre en jeu la précédente, en déterminant vers les méninges le raptus sanguin qui en a précédé l'inflammation. L'existence de vestiges d'inflammation des séreuses est bien rare chez les sujets où il n'existe aucun tubercule, ni sous-séreux, ni ganglionnaire, ni pulmonaire ; c'est cette considération qui me paraît devoir établir nettement l'absence chez ce malade de toute diathèse tuberculeuse.

IIIᵉ OBSERVATION (recueillie par M. BOISSEAU, médecin stagiaire). —Tuberculisation aiguë, primitive dans le poumon droit, secondaire dans les tissus sous-séreux et dans les ganglions mésentériques. Oblitération par compression du canal cholédoque ; péricardite.

Mourer, garde de Paris, âgé de 37 ans, d'une constitution forte, entré le 27 novembre 1860, salle 27, n° 9. Visite du 28 novembre : à la suite d'un refroidissement, ce malade s'est enrhumé il y a six semaines ; depuis, il éprouve de l'oppression, quelques douleurs entre les épaules, des sueurs nocturnes ; il n'a pas eu d'hémoptysie. Submatité légère au sommet droit ; râles muqueux à grosses bulles dans tout le thorax ; en arrière, matité complète à la base droite, remontant jusqu'à l'angle inférieur de l'omoplate. Décubitus forcé sur le côté gauche (régime lacté, opiacé). Le 5 décembre, le malade accuse un bien-être marqué, moins de toux, moins de sueurs nocturnes ; persistance des signes stéthoscopiques (1/4 de pain, régime maigre). Le 8, teinte subictérique, sans douleur hépatique, sans anorexie ; les urines sont foncées, les crachats visqueux et transparents, ont pris une coloration jaune, identique presque à celle des crachats pneumoniques, bien qu'elle soit due à la matière colorante de la bile. La percussion dénote une augmentation du volume du foie. Le 12, ictère plus prononcé ; le foie descend au niveau de l'ombilic ; sous la clavicule droite, au lieu de la submatité du premier jour, sonorité exagérée, légèrement tympanique, avec expiration bronchique et prolongée. Depuis deux jours, frissons au milieu du jour, suivis de sueurs abondantes. Le 15, persistance de ces paroxysmes fébriles ; expectoration abondante toujours jaunâtre, mais n'offrant plus les caractères de viscosité et de transparence des crachats pneumoniques. Le 20, le malade a éprouvé une syncope pendant la nuit ; anxiété, oppression précordiale, pouls fréquent, dépressible (110 pulsations), sans inégalité ; la pointe du cœur bat à deux travers de doigt en dehors du mamelon, déplacement déjà noté, du reste, à l'entrée du malade, et attribué à l'épanchement pleurétique droit (vésicatoire sur le sternum). Le 22, la matité de la base droite en arrière s'élève jusqu'à l'épine de l'omoplate, sans souffle, ni égophonie à ses limites ; le foie est remonté sous l'hypochondre, la pointe du cœur un peu plus déviée que la veille ; du reste les bruits sont superficiels, sans caractère anormal. La sonorité sous-claviculaire droite a pris un timbre hydraërique très-manifeste, et l'expiration présente au même point un souffle, non plus bronchique, mais caverneux. L'ictère persiste ; le pouls est misérable, l'oppression telle que le malade répond à peine. Les jours suivants, œdème aux extrémités, pouls imperceptible, à droite surtout ; le bruit skodique prend, sous la clavicule droite, une intensité remarquable, et l'expiration y conserve son timbre caverneux. Le malade languit quelques jours dans un état semi-asphyxique, éprouve de fréquentes lypothymies et succombe le 1er janvier, à 5 heures du soir.

Autopsie le 3 janvier, 36 heures après la mort. — Thorax. Environ 400 grammes de sérosité limpide dans la plèvre droite ; de ce côté adhérence du sommet, poumon dur, comme lobulé par des masses tuberculeuses, jaunâtres, compactes, qui ont envahi la totalité du parenchyme, un peu ramollies au sommet, sans qu'il y existe toutefois la moindre caverne ; le calibre des bronches renferme une substance comme gélatineuse, jaunâtre, non aérée, analogue aux crachats. A gauche, quelques tubercules jaunes de la grosseur d'un pois, sous la plèvre, sans fausses membranes ; pas un seul dans le parenchyme même, qui est simplement un peu engoué à la base et en arrière. Le péricarde est distendu par environ 500 grammes de sérosité citrine, le cœur est petit ; le long du bord mousse 5 granulations jaunâtres sous-séreuses, d'une dureté presque cartilagineuse, confluentes sur les vaisseaux qui parcourent le même bord. Aucune adhérence ni fausse membrane à la surface séreuse. — *Abdomen.* Le foie présente ses dimensions et sa couleur normales ; à sa face convexe, font saillie, sous le péritoine, six masses tuberculeuses jaunâtres de la grosseur d'un haricot et isolées l'une de l'autre ; nulle altération dans le parenchyme. Une masse de ganglions tuberculeux très-développés comprime les conduits biliaires ; les parois de la vésicule sont considérablement épaissies, comme œdématiées, et renferment un liquide visqueux d'un jaune clair, en grande partie composé de mucus. La rate, doublée de volume, est ramollie, parsemée de granulations tuberculeuses d'un volume inégal, dont plusieurs font saillie sous la capsule d'enveloppe. Rien de particulier dans le tube intestinal, absence de tout liquide dans le péritoine et d'exsudation à la surface.

Réflexions.—Je note ici comme faits remarquables : 1° Au début, le décubitus sur le côté opposé à l'épanchement, décubitus motivé par la présence de masses tuberculeuses à côté de celui-ci ; 2° Le bruit skodique et la respiration caverneuse obtenus d'un poumon complétement induré, imperméable, nouvelle preuve à l'appui de l'opinion de Skoda sur la cause physique de ces phénomènes ; 3° La coloration des crachats qui pouvait faire croire à une pneumonie intercurrente ; le changement de tissu subi par la vésicule biliaire oblitérée, la modification de son contenu ; l'hypérémie si considérable du foie, disparaissant sans doute au moment de la suspension de la secrétion biliaire, suspension consécutive, suivant une loi d'anatomie pathologique, à l'oblitération du canal excréteur ; 4° Les granulations sous le péricarde viscéral, la limpidité de l'épanchement contenu dans cette séreuse, ce qui porterait à l'attribuer avec quelque raison à la simple compression des veines du bord mousse par les granulations précédentes ; 5° Enfin la tuberculisation, générale dans le poumon droit, nulle dans le gauche, et n'affectant, ailleurs, que la rate, le tissu sous-séreux et les ganglions, sans exsudation plastique à la surface des séreuses, ni propagation aux parenchymes autres que le parenchyme splénique.

IV° et V° Observations. — Enfin, nous extrayons de la *Gazette hebdomadaire* du 8 février dernier le compte rendu des deux autres observations et des réflexions dont nous les faisons suivre. On y trouvera la preuve de la différence de la réaction générale suivant le tissu envahi par le tubercule ; alors que le pouls était à 60 chez le malade de l'observation 2ᵉ, mort de tuberculisation sous-arachnoïdienne ; à 100 chez le malade de l'observation 1ʳᵉ, mort de tuberculisation aiguë pulmonaire : il va s'élever à une fréquence bien plus considérable chez les deux autres sujets atteints de tuberculisation aiguë sous-séreuse, et la température suivra la même ascension. De plus, l'appareil typhoïde se caractérise dans cette nouvelle forme d'une manière bien plus nette et peut devenir beaucoup plus embarrassant pour le diagnostic.

Bloh, fusilier au 33ᵉ de ligne, âgé de 22 ans, d'une constitution moyenne, tempérament lymphatique, entré, le 27 novembre, salle 27, nᵒ 17. Ce malade, d'une bonne santé habituelle, éprouve, depuis quelques jours, un peu d'anorexie et de courbature ; la langue est blanchâtre, il n'y a pas de fièvre ; l'examen physique du thorax et de l'abdomen ne donne aucun résultat appréciable, et l'administration d'un léger purgatif juge cette indisposition d'apparence si bénigne. Le 1ᵉʳ décembre, quatre jours après l'entrée à l'hôpital, le malade avait repris sommeil, appétit et forces ; nous l'avions remis à un régime réparateur, et pensions le renvoyer avant peu à son corps. Le 5 décembre, il nous raconte lui-même avoir éprouvé la nuit quelques frissons et même du délire ; l'infirmier de garde l'avait effectivement, à plusieurs reprises, vu causer et s'agiter ; mais, au moment même de notre visite, il n'y a ni stupeur, ni fièvre ; le pouls est calme, la peau fraîche, la langue nette, l'appétit parfait, et, sur l'insistance du malade, nous ne diminuons en rien son régime, et prescrivons toutefois 5 décigrammes de sulfate de quinine et un pédiluve sinapisé. Le 6, notre malade s'est promené la veille, comme d'habitude, toute la journée ; lui-même nous dit encore avoir déliré la nuit ; ses voisins se plaignent, en effet, des cris qu'il a poussés et de son agitation, dont lui-même nous parle avec un calme remarquable ; la peau est néanmoins un peu chaude, sèche ; le pouls à 90 pulsations (bouillon, pruneaux, potion avec sulfate de quinine, 0,5). Le 7, température de la peau singulièrement augmentée : 41 degrés sous l'aisselle, pouls fort, un peu vibrant, sans dicrotisme ; soif vive, quelques sudamina sur l'abdomen, météorisme léger, intelligence parfaite, appétit conservé ; ni gargouillement, ni diarrhée, ni enduit de la langue (pruneaux, vin de quinquina). Nous faisons noter à l'observation : état typhoïde, forme cérébrale. Le 8, éruption sudorale plus abondante ; quelques sudamina sur les avant-bras ; respiration nette. Le 9, chaleur plus mordicante, 41°,5 sous l'aisselle, pouls à 120 ; le délire nocturne a été violent, l'infirmier, obligé de maintenir le malade dans son lit ; intelligence nette à la visite, mais expression d'anxiété, anhélation, parole saccadée ; un peu de sibilance et de submatité à la base du poumon ; météorisme augmenté sans diarrhée (bouillon, lavement purgatif, fomentation sur le ventre). Le 10 et le 11, ces phénomènes vont en s'aggravant. Le 12, coloration des pommettes ; râles sibilants dans toute la poitrine ; délire nocturne très-violent ; à la visite, pas même de stupeur ; aucun signe d'adynamie, le malade se lève lui-même pour aller à la garde-robe. Le 13, yeux injectés, langue un peu sèche, étroite, sans enduit ; il y a eu un peu d'inappétence, la veille au soir ; pouls plus fort et plus fréquent, à 130, sans dédoublement ; 41°,5 sous l'aisselle. La matité splénique mesure en hauteur 0ᵐ,16. Le 14, pour la première fois, délire bruyant dans la journée aussi ; le malade cherche à chaque instant à quitter son lit. Le 15, mort à six heures du matin, dans le coma, à la suite du délire qui a duré toute la nuit.

Autopsie le 16 décembre, à 8 heures du matin, 26 heures après la mort. —*Abdomen.* Un demi-litre de sérosité citrine dans la cavité péritonéale; adhérence fibro-cellulaire opaline ancienne du lobe gauche du foie au diaphragme ; pas d'exsudat récent. Dans l'intestin grêle, hypérémie générale, arborescente, dans les grosses veines, formant, dans les ramuscules, un réseau très-serré qui donne à l'intestin une coloration écarlate ; au milieu de ce fond se distinguent, par leur pâleur, leur transparence, leur ténuité, cinq plaques de Peyer. En un mot, la lésion intestinale est pour ainsi dire l'inverse des lésions de la fièvre typhoïde, les plaques agminées ayant seules échappé à l'hypérémie et au gonflement de la muqueuse ; il n'existe non plus aucune saillie des follicules isolés. Examinant alors l'intestin du côté de la séreuse, nous découvrons sous celle-ci un semis tuberculeux très-fin, presque confluent, et, revenant aux autres viscères abdominaux, nous retrouvons cette même poussière grise transparente sur l'estomac, le gros intestin, le foie, la rate et dans les feuillets du grand épiploon. Les veines mésaraïques sont turgides ; les ganglions parfaitement normaux ; rate quadruplée de volume, à tissu dur, cassant, non ramolli. —*Poumons.* Un peu d'engouement hypostatique à la base droite ; au sommet de ce côté, adhérences fibro-celluleuses anciennes comme celles du foie au diaphragme ; une vingtaine de granulations grises disséminées sous les plèvres ; pas un tubercule dans le parenchyme.— *Cœur.* Sain, une once de sérosité citrine dans le péricarde. — *Cerveau* d'une consistance marquée, veines très-développées ; nous les suivons dans les scissures sans constater la moindre granulation sur les trajets; une once de sérosité dans les ventricules latéraux, parois normales, sans ramollissement de la voûte.

En résumé, cette affection a duré dix jours, du 5 au 15 décembre ; dès le début, délire bruyant, puis chaleur intense, pouls fort et fréquent, météorisme, sudamina, tels ont été les principaux symptômes, et à l'autopsie, nous trouvons deux classes de faits : 1° des vestiges d'inflammation adhésive ancienne des séreuses au lobe droit du foie et au sommet du poumon droit ; 2° une éruption tuberculeuse à son début, confluente dans le tissu cellulaire sous-péritonéal, discrète sous les plèvres, sans aucune propagation dans les parenchymes.

Réflexions.— A quel genre de tuberculisation aiguë appartient cette observation ? Ce n'est pas la phthisie aiguë de Laennec, de M. Louis : le poumon était sain ; ce n'est pas la tuberculisation aiguë débutant parfois, comme M. Fournet l'a signalé le premier (*Auscultation*, t. 11, p. 434), par les fausses membranes consécutives à une inflammation des séreuses plus ou moins ancienne ; nous n'avons, en effet, chez ce sujet, pu trouver la moindre granulation au milieu précisément des adhérences du sommet du poumon droit et du petit lobe du foie. Notre malade a été enlevé par la forme la plus aiguë de la tuberculisation, la tuberculisation sous-séreuse : chez lui, les quelques granulations sous-pleurales d'une part ; d'autre part, la congestion des veines sous-arachnoïdiennes, et la sérosité ventriculaire, semblent indiquer que le semis tuberculeux sous-péritonéal n'eût pas tardé à envahir au même degré les séreuses thoraciques et cérébrales. Il y avait dès longtemps chez ce malade, si l'on peut ainsi dire, imminence morbide vers les séreuses ; les adhérences déjà signalées du poumon droit et du foie, adhérences d'aspect, de structure, de résistance et par conséquent d'âge identiques, témoignent qu'à une époque antérieure s'était également produite vers les plèvres et le péritoine une détermination morbide simultanée, jugée alors par un produit pseudo-membraneux, tandis que la détermination actuelle a été la granulation grise tuberculeuse, si analogue comme structure aux produits fibrineux amorphes.

Nous avons eu dans notre service un second sujet mort de la même affection après vingt jours de maladie ; chez lui les granulations avaient acquis déjà le volume d'une tête d'épingle, subi la transformation jaunâtre, et, comme une véritable éruption confluente, donnaient un aspect granulé remarquable à la surface des viscères recouverts par les plèvres et le péritoine. Chez ce même malade, la rate hypertrophiée était, seule de tous les parenchymes, envahie par une myriade de ces petits corps jaunâtres si réguliers et si régulièrement disposés que la coupe de l'organe ressemblait à une étoffe violette parsemée de points blancs par un procédé mécanique.

Le concours de ce second fait nous porterait à croire que chez notre sujet actuel l'hypertrophie de la rate pouvait être en rapport avec la tuberculisation générale, qui n'aurait pas tardé à se manifester dans le tissu splénique. Chez l'autre malade également, nous avions été frappé de l'intensité de la fièvre, de l'élévation de la température, de l'apparition des sudamina, du délire nocturne, du sentiment d'anxiété, du météorisme, et à l'autopsie de l'éruption tuberculeuse limitée au tissu cellulaire sous-séreux, sans exsudats plastiques à la surface, sans lésions des viscères sous-jacents, sauf la rate, comme si la terminaison funeste n'était l'effet que d'un trouble dynamique, d'une intoxication analogue aux fièvres graves.

N'est-ce pas la consécration d'une loi d'anatomie générale, que ces modifications d'évolution des produits morbides suivant les tissus qu'ils envahissent ? Alors que le tubercule pulmonaire classique croîtra sur place, réduisant aux plus étroites limites le champ de la respiration, qui suffira néanmoins aux malades pendant plusieurs années, la poussière tuberculeuse sous-séreuse, qui ne semble en rien compromettre le jeu d'aucun organe important, va se généraliser en quelques jours et entraîner la mort par la violence des troubles généraux.

Dans l'observation qui précède, nous faisons l'aveu de l'hésitation de notre diagnostic ; bien que nous fussions à cette époque en dehors de toute condition épidémique, nous supposions, avec réserve il est vrai, devoir trouver la forme anatomique la plus redoutable de la fièvre typhoïde, l'altération fongueuse des plaques elliptiques. Il y avait bien eu chez notre malade absence de diarrhée, d'anorexie, de stupeur au début, d'adynamie presque jusqu'à la mort; le pouls n'avait en rien le caractère typhoïde, la température était remarquablement élevée; de plus, chaque matin, cette intégrité de l'intelligence alternant avec le délire nocturne, constituait une de ces bizarres oscillations qui sont le pro-

pre de la tuberculisation (ainsi que M. Roger l'a constaté
pour la température et pour le pouls dans la seule méningite tuberculeuse). Mais, en revanche, vu la rareté de la
tuberculisation aiguë sous cette forme, vu la fréquence de
la fièvre typhoïde chez nos jeunes soldats, dont la plupart
acquittent leur noviciat dans l'armée par le même tribut
morbide dont l'ouvrier paye son acclimatement à Paris, vu
le météorisme, l'hypertrophie de la rate, les sudamina,
l'absence de bronchite intense, signe aussi négatif au
moins de la tuberculisation que de la fièvre typhoïde, nous
nous sommes encore une fois laissé aller à l'idée de la seule
fièvre continue admise par l'école sous le climat de Paris,
et la rapidité de l'affection ne nous a pas permis à temps
de reconnaître cette nouvelle infraction à la théorie classique.

Disons en terminant qu'il y a aussi loin de cette tubercui-
sation aiguë sous-séreuse à la tuberculisation pulmonaire
aiguë que de celle-ci à la phthisie chronique. Il serait beaucoup
moins pardonnable de confondre la seconde de ces affections
avec la fièvre typhoïde ; bien que parfois elle se développe avec
rapidité, déployant pour ainsi dire en un temps très-court,
cinq ou six semaines, tous les phénomènes de réaction
qui se succèdent habituellement avec tant de calme dans la
phthisie pulmonaire, et emprunte ainsi les allures de la
fièvre typhoïde, celle-ci offre à peu près toujours au diagnostic la série des signes abdominaux, la tuberculisation
pulmonaire aiguë, celle des signes thoraciques, qu'on peut
respectivement dégager d'un appareil général presque identique. Dans la tuberculisation sous-séreuse, au contraire,
absence complète de signes thoraciques ; à la fin seulement,
quelques symptômes d'hypostase plutôt faits pour la rappro-
cher que pour la distinguer de la fièvre typhoïde ; et si,
comme chez notre malade, outre les sudamina, outre l'hypertrophie de la rate, le ventre présente un ballonnement
marqué, en raison sans doute du raptus sanguin vers le péritoine, combien de chances d'erreur de diagnostic devant
ce symptôme le plus constant, souvent le plus grave de la
fièvre typhoïde, le météorisme, si peu connu dans la tuberculisation aiguë sous-séreuse. Cette dernière affection, enfin,

dont la méningite granuleuse ne nous semble qu'une es-
pèce, a donc aussi, comme la tuberculisation des ganglions
bronchiques, la puissance de se développer sans que le
poumon, conformément aux lois de M. Louis, ait subi les
premières atteintes de la manifestation diathésique, ce qui
enlève en dernier lieu au clinicien toute ressource d'in-
vestigation diagnostique dans les antécédents du malade.

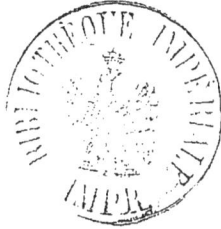

FIN.

Imprimerie de Cosse et J. Dumaine, rue Christine. 2.

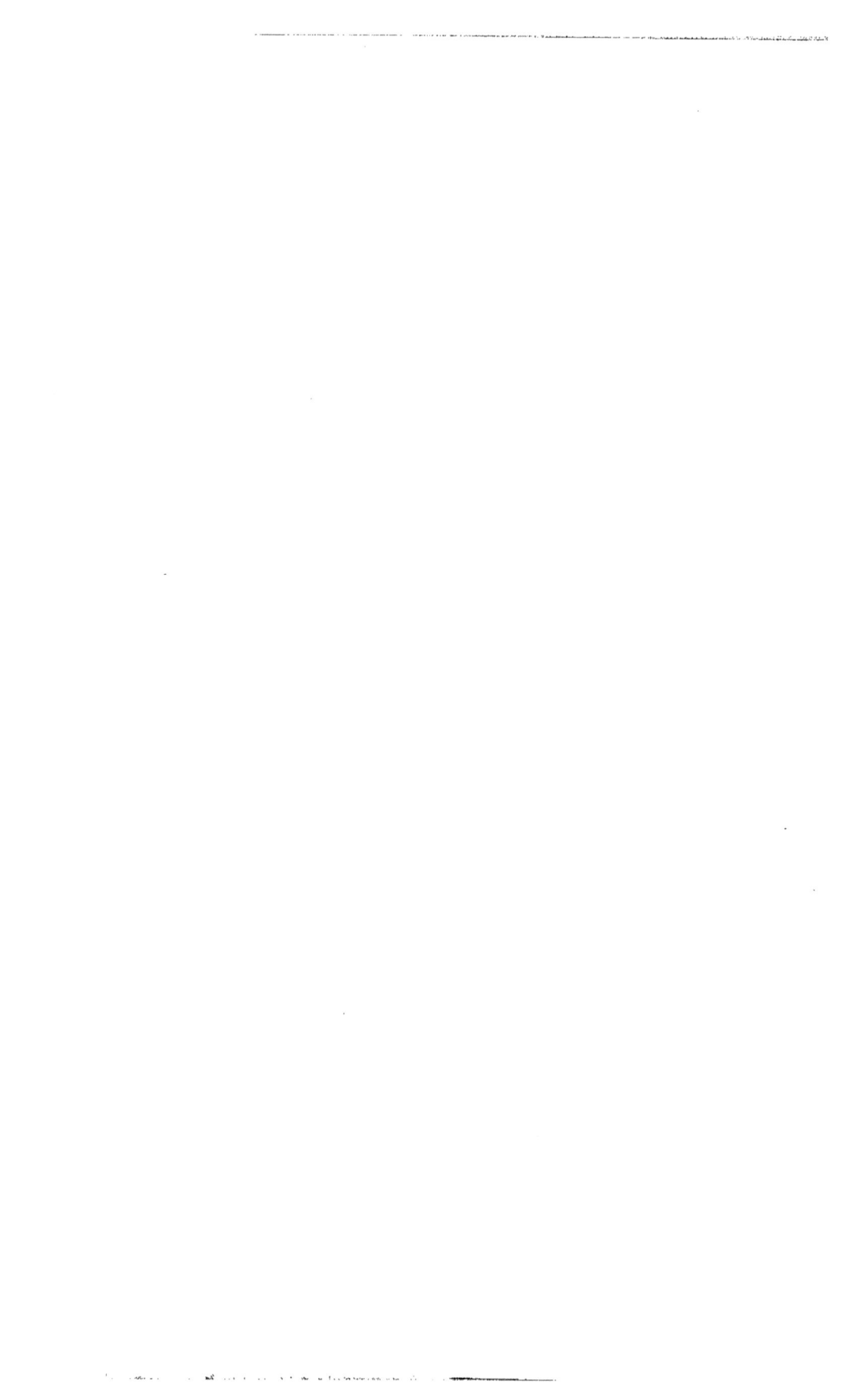

www.ingramcontent.com/pod-product-compliance
Lightning Source LLC
Chambersburg PA
CBHW050445210326
41520CB00019B/6084